DIETA PALEO

Desafio dieta paleo de 30 dias para permanecer em forma e transformar-se

(Receitas fáceis, mente sã e rápida perda de peso)

Ramses Ávalos

Traduzido por Jason Thawne

Ramses Ávalos

Dieta Paleo: Desafio dieta paleo de 30 dias para permanecer em forma e transformar-se (Receitas fáceis, mente sã e rápida perda de peso)

ISBN

Termos e Condições

De modo nenhum é permitido reproduzir, duplicar ou até mesmo transmitir qualquer parte deste documento em meios eletrônicos ou impressos. A gravação desta publicação é estritamente proibida e qualquer armazenamento deste documento não é permitido, a menos que haja permissão por escrito do editor. Todos os direitos são reservados.

As informações fornecidas neste documento são declaradas verdadeiras e consistentes, na medida em que qualquer responsabilidade, em termos de desatenção ou de outra forma, por qualquer uso ou abuso de quaisquer políticas, processos ou instruções contidas, é de responsabilidade exclusiva e pessoal do leitor destinatário. Sob nenhuma circunstância qualquer, responsabilidade legal ou culpa será imposta ao editor por qualquer reparação, dano ou perda monetária devida às informações aqui contidas, direta ou indiretamente. Os respectivos autores são proprietários de todos os direitos autorais não detidos pelo editor.

Aviso Legal:
Este livro é protegido por direitos autorais. Ele é designado exclusivamente para uso pessoal. Você não pode alterar, distribuir, vender, usar, citar ou parafrasear qualquer parte ou o conteúdo deste ebook sem o consentimento do autor ou proprietário dos direitos autorais. Ações legais poderão ser tomadas caso isso seja violado.

Termos de Responsabilidade:

Observe também que as informações contidas neste documento são apenas para fins educacionais e de entretenimento. Todo esforço foi feito para fornecer informações completas precisas, atualizadas e confiáveis. Nenhuma garantia de qualquer tipo é expressa ou mesmo implícita. Os leitores reconhecem que o autor não está envolvido na prestação de aconselhamento jurídico, financeiro, médico ou profissional.

Ao ler este documento, o leitor concorda que sob nenhuma circunstância somos responsáveis por quaisquer perdas, diretas ou indiretas, que venham a ocorrer como resultado do uso de informações contidas neste documento, incluindo, mas não limitado a, erros, omissões, ou imprecisões.

Índice

Parte 1 1

Introdução 2

Eu Quero Agradecer E Congratular-Te Por Teres Transferido O Meu Livro. 2

Capítulo 1 Dieta Paleo: A Ciência Por Detrás Do Fenómeno 4

Capítulo 2 Importância Do *Almoço* Na Dieta Paleo 9

Capítulo 3 Armazena A Tua Cozinha Com Alimentos Da Dieta Paleo 13

Capítulo 4 Receitas Paleo De Ovos 18

Salada De Ovo Saudável 18
Ovos No Ninho 19
Ovos Com Bacon E Espinafres 20
Frittata De Vegetais 21
Ovos Mexidos Com Salmão 22

Capítulo 5 Receitas Paleo De Carne, Porco E Ave 23

Hambúrgueres De Carne 23
Teriyaki De Frango 24
Costeletas De Porco Assadas 25
Peru Com Molho De Maçã 26
Salada De Frango 27

Capítulo 6 Receitas Paleo De Peixe E Marisco 29

Camarões Picante 29
Salada De Atum 30
Peixe Em Molho De Caril 31
Camarões Em Óleo De Coco 31
Salada Desconstruída De Sardinha E Vegetais 33

Capítulo 7 Receitas Paleo Vegetarianas 33

Mistura De Batata Doce E Couve-Flor 34
Esparguete De Cenoura E Curgete 35
Pizza Vegetariana 36
Salada De Abóbora E Beringela 37
Tacos Mexicanos Vegan 39

Capítulo 8 Bebidas E Sobremesas Paleo 39

Salada De Fruta 40
Batatas Fritas De Maça Natural 40
Macaroons Doidos 41
Smoothie De Morango E Lima 42
Batido De Gengibre 42

Capítulo 9 Condimentos Caseiros Para Os Almoços Paleo. 43

Maionese Saudável: 43
Molho De Salada Verde 44
Molho Saudável 44
Ketchup Caseiro 45
Molho De Churrasco 46

Capítulo 10 Reinventa A Tua Vida Ao Modo Paleo 48

Conclusão 51

Parte 2 52

Introdução 53

Capítulo 1 54

O Que É A Dieta Paleo? 54

Capítulo 2 56

Sem Açúcar, Sem Grãos, Sem Comida Processada, É O Objetivo 56

Capítulo 3 59

Receitas Para A Dieta Paleo 59

Chapter 4 61

Pelo Amor Ao Pão 61
Capítulo 5 63
Benefícios Da Dieta Paleo 63
Receitas Extra 64
Salada De Frutas Quinoa Com Vinagrete De Mel E Limão 64
Verdes De Primavera Com Morangos E Nozes Cristalizadas . 65
Salada Taco Magra Em Jarra 66
Salada De Atum Mediterrânica 68
Conclusão 70

Parte 1

Introdução

Eu quero agradecer e congratular-te por teres transferido o meu livro.

Este livro contém provas dadas e estratégias de como melhorar a saúde e atingir um ótimo bem-estar, através de uma maravilhosa e fácil forma de preparar receitas de almoço, baseadas no programa da dieta Paleo.

Igualmente, este livro providência informação básica na ciência por detrás da dieta Paleo, incluindo uma lista geral de ingredientes Paleo amigáveis, que poderás usar para preparar refeições de almoço. Irás também aprender algumas dicas em como poderás renovar a tua aproximação para comer saudável, através de um estilo de vida Paleo.

Os pratos de refeição Paleo neste livro não são complicados. As aliciantes receitas que encontrarás nos capítulos seguintes deste livro, vão proporcionar ideias criativas em como modernizar o modo primitivo de comer saudável.

Obrigado novamente por transferires o livro, espero que gostes!

Capítulo 1 Dieta Paleo: A ciência por detrás do fenómeno

Há alguns anos atrás, os nossos antepassados eram habitantes das cavernas que procuravam por comida, caçando animais ou apanhando todo o tipo de plantas que eles conseguiam encontrar. Eles comiam alimentos que eram naturais e livres de produtos químicos.

Estes dados históricos levam-nos para a criação da dieta Paleo. Criada pelo Dr. Loren Cordain da Universidade do estado de Colorado, esta dieta imita os padrões alimentares dos nossos ancestrais, em termos de escolhas alimentares e controlo de porções.

A dieta Paleo incorpora vegetais, frutos, carnes magras, proteínas e óleos naturais nos seus planos de refeição, para uma abordagem mais natural e nutritiva na preparação da refeição. Os alimentos que são permitidos na dieta Paleo provêm de fontes naturais como a vegetação da terra e carne de gado, alimentados por erva.

Um plano de refeições típico sob o programa Paleo consiste no pequeno-almoço, almoço, lanche e jantar. Por exemplo, podes tomar um batido de pepino e bagas para o pequeno-almoço, um hambúrguer de peru, sem pão, para o almoço, um misto de frutos para o lanche e salmão com crosta, com uma salada vegetariana para o jantar.

Além de aprender quais os alimentos que são opções mais saudáveis, porções também são importantes na dieta Paleo. Quase todas as refeições Paleo, incluem muitos vegetais e frutos. No entanto, é importante integrar porções amplas de proteína e carnes magras, nas tuas refeições diárias. Enquanto frutos e vegetais fornecem vitaminas, carnes magras e proteínas desempenham papéis importantes no metabolismo, perda de gordura e desenvolvimento muscular.

O segredo para uma dieta eficaz ao estilo primordial é consumir mais comida da vegetação, para o manter saciado após cada refeição. Essas escolhas de comida saudáveis têm um baixo teor de sódio e calorias, o que ajuda a reduzir a gordura corporal e impulsiona-o a atingir as suas metas de perda de peso.

Adicionalmente, a dieta Paleo está livre de bens alimentares que são processados ou modificados quimicamente para parecer e saber melhor. Estudos mostraram-nos que alimentos não saudáveis levam-nos a sérios problemas de saúde, e a dieta Paleo ajuda a controlar doenças que tomam um corpo de uma pessoa.

Está provado que uma pessoa sob o programa da dieta Paleo é nutrida com vitaminas e minerais suficientes para manter um corpo saudável. Além disso, uma dieta rica em proteínas e fibras promove o controlo de peso e regula os processos de excreção de resíduos, que podem causar desconforto ou doenças.

E mais, se planear reinventar o seu estilo de vida baseado na dieta Paleo, precisará de dizer adeus ao queijo, álcool, batatas fritas, café, doces e outras comidas não naturais que podem ter um efeito duradouro negativo num corpo de uma pessoa.

Em vez disso, substitua essas comidas pecaminosas com substitutos saudáveis como batatas fritas de vegetais, salada de atum ou batidos de fruta naturais e sem açúcar. O seu corpo irá definitivamente atingir um bem-estar ideal, comendo alimentos mais próximos do seu estado natural.

A melhor maneira de iniciar uma dieta Paleo é verificar os bens alimentares na sua cozinha. Terá que decidir que alimentos devem ser mantidos na sua dieta e quais não saudáveis deverá deitar fora. A partir daí, cria uma lista de compras com ingredientes Paleo amigáveis que servirão como guia, enquanto compra alimentos no supermercado ou no mercado.

Uma parte essencial de se tornar Paleo é planear as suas refeições. Quer esteja ocupado no escritório ou em casa o dia todo, as suas refeições devem continuar ricas em fibras e proteínas. Felizmente, este livro tem muitas receitas da dieta Paleo que o ajudará a criar deliciosas refeições para o seu almoço ou para qualquer altura do dia.

Capítulo 2 Importância do *almoço* na dieta Paleo

O plano da dieta Pelo consiste em 4 refeições principais. O seguinte é apenas um exemplo de um plano diário de refeições de uma pessoas que está a tentar gerir a sua saúde sob o programa Paleo:

- Pequeno-almoço: Queques de abóbora
- Almoço: Costelas de lombo de porco assadas com salada verde
- Lanche: salada de frutas
- Jantar: Rolo de carne Paleo com salada de tomate

Irás notas que o almoço e o jantar são as refeições mais pesadas no plano da dieta Paleo. Estas refeições são necessárias para manter as funções corporais durante o dia. Saltar refeições é um não-não na dieta Paleo, pois poderá causar comerem demasiado quando as pontadas de fome começarem a ser sentidas.

Isto leva-nos a focar na refeição mais importante do dia, que é frequentemente ignorada ou negligenciada, e essa é o almoço. Como é que algumas pessoas não encontram valor nos intervalos de almoço e recorrem a refeições sem sentido ou mesmo não almoçando?

Almoçar é importante para o corpo humano. Refeições no meio do dia fornecem energia que irá durar durante todo o dia. O teu corpo e cérebro irá continuar a coordenar melhor com vitaminas e minerais que o almoço fornece.

Além disso, comer um almoço saudável ajuda a regular os níveis de açúcar e a pressão sanguínea. Terás menos vontade de comer e uma rotina alimentar mais disciplinada. Quando efetuado corretamente, almoços regulares podem realmente ajudar a controlar o surgimento de doenças do estilo de vida, como a diabetes e a hipertensão.

Agora que já discutimos o significado de ter intervalos de almoço no meio do dia, como alguém pode alcançar o bem-estar ao preparar pratos saudáveis para o almoço?

O estilo de vida acelerado de hoje em dia é caracterizado por hábitos alimentos perigosos. Algumas pessoas poderiam comer um duplo cheeseburger e beber uma coca-cola ao almoço, enquanto outros optariam por saltar o almoço e fazer o restante do trabalho, durante os intervalos do meio do dia.

Além disso, as refeições de almoço disponíveis nas escolas, escritórios ou restaurantes estão polvilhadas com quantidades excessivas de açúcar, sal ou gordura. Os almoços tornaram-se um terreno fértil para problemas de saúde, que parecem passar despercebidos.

A dieta Paleo tem como objetivo, renovar a forma como as pessoas preparam e comem as suas refeições de meio do dia. A dieta traz-nos de volta ao básico de alimentos nutritivos e à realidade, que os humanos podem sobreviver sem bens alimentares processados, tais como: queijo, doces, cachorro-quente e cereais.

Em vez de comer alimentos pecaminosos no refeitório, porque não preparar rápidos e fáceis, almoços Paleo, que irão ajudar a baixar os níveis de colesterol e promover a perda de peso? Tudo o que precisa é de alguns minutos de preparação para encher a sua lancheira com comida deliciosa, que é realmente boa para si.

Antes de começar a preparar as refeições de almoço para a semana, faça a sua pesquisa e saiba que ingredientes podem ser utilizados para fazer pratos da dieta Paleo e quais os bens alimentares que terão que ser evitados, para longe, da sua despensa.

Capítulo 3 Armazena a tua cozinha com alimentos da dieta Paleo

Para o ajudar a reinventar os seus hábitos alimentados do meio do dia e seguir uma dieta Paleo, aqui têm uma lista de bens alimentares saudáveis que devem ter na despensa da sua cozinha:
- Carnes magras - bacon, frango, peru, carne bovina, coelho, bisonte, codornizes, cordeiro, ganso, rena
- Ovos - ovos de galinha, ovos de pato, ovos de ganso, ovos de codornizes
- Peixe e marisco - salmão, sardinhas, truta, tilápia, camarões, amêijoas, escalopes, ostras, caranguejos, bacalhau, peixe walleye, cavala, mexilhões
- Vegetais - vegetais menos ricos em amido como o abacate, cenouras, espinafres, aipo, curgete, tomates, chuchu, couve-flor, repolho, couve-de-bruxelas, cebolinha, beringelas, pimentão, espargos, abóbora, quiabo, beterraba, nabos, rúcula, alface, couve

- Cogumelos - porcini, portobello, shiitake, botão, canterelo
- Frutos - mirtilos, morangos, amoras, limões, limas, mangas, laranjas, melancia, pêssegos, bananas, pêras, maças, lichias, ameixas, melão, romãs, kiwi, cerejas, papaia
- Óleos naturais - azeite virgem extra, óleo de coco, óleo de abacate, óleo de macadâmia, óleo de noz
- Nozes e sementes - avelãs, nozes, pinhões, castanhas, cajus, amêndoas, sementes de girassol, sementes de sésamo, sementes de abóbora
- Ervas e especiarias - tomilho, alecrim, manjericão, oregãos, estragão, coentros, alho, gengibre, cebolas, pimenta, sal marinho, sementes de mostarda, canela, páprica, pimenta-de-caiena, flocos de piripiri, açafrão
- Bebidas - água, batidos de frutas, batidos de vegetais, sumos de fruta natural

Pode notar que os condimentos como molho de soja, maionese e ketchup não serão encontrados na lista de bens alimentares Paleo. Isto aconteceu porque condimentos contendo muito sal e açúcar, não são saudáveis para digerir.

Este livro fornece receitas saudáveis, com condimentos feitos por você, que são ainda mais saborosos do que os temperos que compramos em garrafas ou latas. Estes condimentos caseiros vão tornar os pratos de almoço mais saborosos e satisfatórios.

Tome nota, aqui tem um inventário de bens alimentares que são restritos na dieta Paleo:

- Carnes processadas - fiambre, mortadela, salame, cachorro-quente, hambúrguer de fast food, presunto condimentado, refeição de carne enlatada, salsichas enlatadas
- Grãos - arroz (mesmo arroz integral), pão, queques, aveia, milho, cereais, sanduíches, panquecas, bolachas, biscoitos, massas
- Lacticínios - requeijão, queijo fresco, manteiga, creme, leite, pudim, pasta de queijo, molhos, gelados, iogurtes

- Bebidas - coca-cola, sumos de fruta artificiais, bebidas energéticas, café, bebidas de chocolate, vodka, rum, tequila, cerveja, whiskey
- Vegetais com amido - batatas, mandioca, inhame
- Leguminosas - feijão, feijão branco, feijão preto, vagem, grão-de-bico, favas, feijão frade, ervilhas tortas, amendoins, soja, manteiga de amendoim, tofu, miso
- Doces e lanches - barra de chocolate, guloseimas, marshamallows, bolos, xaropes, pretzels, cupcakes, batatas-fritas de pacote, pipocas, batatas fritas

Criar um almoço de Paleo requer muito foco e disciplina. É conveniente usar alimentos não saudáveis para preparar as suas refeições, mas lembre-se sempre que colocar porcaria no seu corpo é prejudicial para o seu bem-estar geral.

Felizmente, existem muitas receitas que promovem a forma de comer saudável à maneira Paleo. Esses pratos permitem que tenham um melhor corpo, uma mente focada e uma disposição mais feliz na vida.

A dieta Paleo mantém-se fiel ao ditado "és o que comes."

Os capítulos seguintes contém receitas de ovos, carne, vegetais e peixe que promovem a forma de comer Paleo. Igualmente, irá aprender como preparar bebidas, sobremesas e condimentos, saudáveis e deliciosos, que farão os seus almoços ainda mais agradáveis.

Capítulo 4 Receitas Paleo de ovos

Os ovos são uma grande fonte de proteína para os defensores do Paleo. Contêm vitamina D e todos os aminoácidos essenciais para o corpo humano. Estudos mostram que um consumo saudável de ovos, diminui o risco de doenças do coração e cancro da mama. Abaixo, encontram receitas saudáveis e satisfatórias de almoço, para apreciar.

Salada de ovo saudável

- 6 ovos orgânicos de tamanho médio, bem cozidos
- ½ pimentão verde, cortado
- 2 talos de aipo, cortados
- 4 folhas de cebolinho, cortadas finamente
- ¼ de chávena de salsa fresca, picada
- 2 colheres de sopa de mostarda
- 6 colheres de sopa de maionese caseira
- sal e pimenta a gosto

Instruções:
Retire a casca dos ovos cozidos. De seguida, corte os ovos em pedaços

pequenos. Numa grande tigela, misture a maionese e a mostarda. Junte os ovos, o pimentão verde, o cebolinho, o aipo e a salsa na tigela, e mexa bem. Junte o sal e a pimenta a gosto.

Ovos no ninho

- 3 ovos orgânicos de tamanho médio
- 1 abóbora, descascada e ralada
- ½ cebola branca, finamente cortada
- 1 colher de sopa de salsa
- 1 dente de alho, picado
- 4 colheres de sopa de azeite
- sal e pimenta a gosto

Instruções:
Pré-aqueça uma frigideira com uma colher de sopa de azeite. Numa tigela, junte a abóbora com a cebola branca. Junte na frigideira uma 1/3 de uma colher da mistura e tempere com sal e pimenta. Pressione o "ninho" de abóbora e cebola e crie um poço no meio, usando uma colher. Parta um ovo e solte-o no centro do ninho, depois cubra a frigideira até que o ovo fique bem cozinhado.

Assim que o ovo esteja cozinhado, retire o ninho da frigideira e coloque-o num prato, polvilhe com salsa por cima antes de o servir. Faça o mesmo procedimento com os restantes ingredientes.

Ovos com bacon e espinafres

- 4 ovos orgânicos de tamanho médio
- 1 abacate inteiro, cortado em fatias
- ½ cebola branca, cortadas
- 5 tiras de bacon magro
- 1 dente de alho, esmagado
- 1 chávena de folhas de espinafre, picadas

Instruções:
Numa panela anti-aderente, cozinhe o bacon até que fique crocante. Remova o bacon e o seu óleo da panela mas retenha uma fininha camada da gordura do bacon para fritar. Baixe o calor e refogue o alho, a cebola e os espinafres até que as folhas murchem. Retire o espinafre da panela e coloque-o num prato.

Na mesma panela, frite os ovos com os sumos do bacon e dos vegetais. Após os ovos estarem cozinhados, coloque-os sobre o espinafre e depois cubra com o bacon e as fatias de abacate.

Frittata de vegetais

- 10 ovos orgânicos de tamanho médio, batidos
- 2 colheres de sopa de azeite
- 1 beringela, cortada
- ½ pimentão verde, picado
- ½ cebola vermelha, picada
- 2 dentes de alho, picados
- 1 tomate, sem sementes e cortado
- ½ colher de chá de sal
- ¼ colher de chá de pimenta moída

Instruções:
Coloque o azeite numa panela quente. Ponha a beringela, o pimentão verde, a cebola, o alho, sal e pimenta moída na panela e refogue até que os vegetais estejam cozinhados. A seguir, adicione o tomate cortado e cozinhe por 5 minutos ou até que o líquido se evapore. Assim que a misture esteja seca, deite os ovos e mexa devagar. Cubra a panela e cozinhe por 15-18 minutos, em baixo lume.

Assim que a frittata esteja pronta, vire-a para um prato e coloque-a de cabeça para baixo, ficando a parte de baixo da frittata para cima.

Ovos mexidos com salmão

- 3 ovos orgânicos grandes
- 1 colher de sopa de água
- 4 onças de salmão fumado, cortado em pedaços pequenos
- ½ abacate, picado
- 4 folhas de cebolinha, moídas
- 1 colher de chá de azeite
- sal e pimenta a gosto

Instruções:
Acrescente o azeite numa frigideira quente. Numa pequena tigela, bata os ovos e junte com a água até formar espuma. Coloque a mistura dos ovos na frigideira e misture o salmão. Mexa constantemente a mistura do ovo com o salmão até que os ovos fiquem fofos e cozinhados. Coloque-os num prato de servir e por cima ponha as fatias de abacate, a cebolinha e a pimenta.

Capítulo 5 Receitas Paleo de carne, porco e ave

Contrariamente à crença popular, consumir carne de animal nem sempre nos leva a ter níveis de colesterol alto. Cortes finos de carne de animal, alimentada por pasto, contem ómega 3, o que ajuda a diminuir o colesterol e a reduzir doenças do coração.

Hambúrgueres de carne

- 1 quilo de carne de bovino alimentada por pasto, magra
- ½ cebola vermelha, picada finamente
- 1 colher de chá de azeite
- ½ colher de chá de sal
- ½ colher de chá de pimenta
- folhas de alface e tomate fatiado

Instruções:

Numa tigela de mistura, combine a carne de bovino, cebola, sal e pimenta Forme bolas do tamanho da mão da mistura e depois forme bifes de hambúrguer. Coloque o azeite numa panela quente. Coloque os bifes de hambúrguer na panela e loure dos dois lados. Assim que os bifes estejam cozinhados, sirva-os numa cama de alface e tomates fatiados. Pode também embrulhar os hambúrgueres dentro das folhas de alface.

Teriyaki de frango

- 1 quilo de peito de frango sem pele, desossado e em quadrados de porções pequenas.
- 1 colher de sopa de azeite
- 1 cebola branca, cortada
- 1 pimentão verde, picado
- 1 chávena de ananás, cortados
- 2 colheres de sopa de flocos de coco ou tempero sem soja.
- 1 alface romana inteira
- sal e pimenta a gosto

Instruções:
Tempere os peitos de frango com sal e pimenta. Coloque uma panela a lume médio e aqueça o azeite. Acrescente o frango, as cebolas e os flocos de coco, cozinhando por 10 minutos. Acrescente o pimentão verde e o ananás e cozinhe até

que o frango e os vegetais estejam tenros. Coloque o frango teriyaki em cima das folhas da alface romana.

Costeletas de porco assadas

- 4 costeletas de lombo de porco alimentado por pasto
- 4 colheres de sopa de óleo de coco
- 1 cebola branca, cortada finamente
- 1 pimentão vermelho, cortado finamente
- ¼ colher de chá de sal
- ¼ colher de chá de pimenta moída
- ¼ colher de chá de salva
- ¼ colher de chá de tomilho
- ¼ colher de chá de paprica

Instruções:
Misture o sal, a pimenta moída, o tomilho, salva e paprica numa tigela. Coloque os lombos de porco na tigela e cubra-o com as ervas e especiarias. Numa panela quente, junte o óleo de coco. Assim que o óleo estiver quente, coloque as costeletas de porco na panela e sele ambos lados até que fiquem dourados.

Remova as costeletas de porco da panela e coloque-os numa folha de alumínio. Coloque a cebola e o pimentão em cima do porco, e feche a folha. Coloque a folha fechada numa assadeira e leve-a ao forno por 30 minutos até que o porco fique tenro.

Peru com molho de maça

- 4 pedaços de 6 quilos de peito de peru
- 1 colher de sopa de óleo de coco
- ½ chávena de sumo de maça, não adoçado
- ¾ chávenas de caldo de frango
- 1 colher de chá de gengibre, picado
- 2 dentes de alhos, picados
- 4 colheres de chá de estragão fresco, picado
- ¼ colher de chá de sal
- ¼ colher de chá de pimenta moída

Instruções:

Coloque as costeletas de peru num prato e tempere com sal e pimenta. Numa tigela de mistura, combine o sumo de maça, alho, gengibre, caldo de frango e estragão.

Coloque a mistura de maça de parte. Coloque uma panela sobre lume médio e coloque o óleo de coco. Sele os peitos de peru de cada lado, até que fiquem dourado e reserve. Baixe o lume e acrescente a mistura de maça na panela. Após o molho ter fervido e reduzido, coloque de novo as costeletas de peru na panela e cozinhe em lume brando, até que o peru e o molho estejam prontos.

Salada de frango

- 1 chávena de peito de frango, cozinhado e cortado
- 1/3 chávena de maionese caseira
- 1 colher de sopa de sumo de limão
- 1 chuchu, cozido e picado
- ½ chávena de pimentão verde, cortado
- 3 folhas de cebolinho, picado finamente
- 1 colher de sopa de salsa fresca, picada finamente
- sal e pimenta a gosto

Instruções:

Numa tigela média, misture todos os ingredientes. Mexa suavemente a salada de frango para que consiga envolver a maionese. Sirva esta salada quente ou fria.

Capítulo 6 Receitas Paleo de peixe e marisco

Peixes da dieta Paleo, como a truta e o salmão contêm ácidos gordos de ómega 3 que são bons para o coração. Além disso, marisco é baixo em gordura saturada e contem vitamina B12, que ajuda a manter um sistema nervoso saudável.

Camarões picante

- ½ quilo de camarões, descascados e sem tripa
- 2 colheres de sopa de óleo de coco
- 2 colheres de sopa de alho em pó
- 2 colheres de sopa de chili em pó
- ¼ colher de chá de pimenta caiena
- ½ colher de chá de salsa
- ¼ colher de chá de pimenta moída

Instruções:
Aqueça a sua panela sobre um lume médio com o óleo de coco. Assim que a panela esteja quente, acrescente os camarões e deixe refogar por 2 minutos. Depois disso, coloque o alho em pó, o chili em pó, a pimenta caiena, a pimenta moída e a salsa

nos camarões. Cozinhe por uns minutos até que o camarão esteja com uma cor cor-de-rosa.

Salada de atum

- 2 latas de atum, preferencialmente embebidos em água
- 2 colheres de chá de azeite
- 1 chávena de azeitonas verdes, sem caroço e picadas
- 2 alhos franceses, picados
- 2 colheres de sopa de alcaparras lavadas
- 1 abacate aos cubos
- ½ chávena de sumo de limão
- 1 colher de chá de flocos de chili
- 1 cabeça de alface icebergue

Instruções:
Misture todos os ingredientes numa tigela de salada e mexa suavemente os ingredientes até que o sumo de limão e o azeite esteja todo envolvido. Coloque a salada de atum num recipiente e refrigere. Pode colocar a salada numa cama de folhas de alface icebergue, antes de servir.

Peixe em molho de caril

- 1 quilo de peixe-galo, cortado em porções de 1 polegada
- 2 colheres de sopa de pasta de caril
- ½ couve, cortada em tiras
- 1 lata de leite de coco de tamanho médio
- 2 cenouras julianas
- ½ chávena de coentros frescos, picado finamente

Instruções:
Coloque a pasta de chili e o leite de coco numa panela larga e cozinhe sobre lume médio, por 3 minutos. A seguir, acrescente a couve e as cenouras e deixe cozinhar por outros 4 minutos. Por fim, acrescente o peixe-galo e cubra a panela, cozinhe em lume brando por 5 minutos. Sirva o caril de peixe com coentros frescos por cima.

Camarões em óleo de coco

- 1 quilo de camarões, lavados mas não descascados
- 1 lata de leite de coco de tamanho médio

- 2 dentes de alho, picados
- 1 colher de sopa de gengibre, descascada e picada
- ½ colher de chá de sal
- ½ colher de cá de pimenta moída

Instruções:

Numa panela larga, coloque os camarões, o gengibre, os dentes de alho, sal, pimenta moída e leite de coco e deixe-os ferver. Mexa a mistura continuamente e depois reduza o lume. Cozinhe em lume brando por 15 minutos até que o leite de coco tenha reduzido. Lembre-se de retirar a casca dos camarões antes de comer.

Salada desconstruída de sardinha e vegetais

- 1 lata ou garrafa de sardinhas, embebidas em azeite
- ½ cebolas vermelhas, picadas finamente
- 5 tomates desidratados, picados
- 1 colher de chá de sumo de limão
- ½ colher de chá de pimenta moída
- 1 colher de sopa de maionese caseira
- ½ pimentão vermelho, picado
- 1 talo de aipo, picado
- ½ abacate, cortado
- 6 tomates cherry

Instruções:
Amasse as sardinhas numa tigela e depois misture os tomates desidratados, cebola, sumo de limão, pimenta moída e maionese. Coloque a salada de sardinha num prato e guarneça a refeição com salada de tomate, abacate, aipo e pimentão.

Capítulo 7 Receitas Paleo vegetarianas

Os nossos ancestrais homens das cavernas nem sempre comiam carne. Se eles estivessem impossibilitados de caçar animais, eles provavelmente recorriam a refeições de vegetais e frutos. Isto prova o facto que os humanos podem ser Paleo vegetarianos, e ainda terem vitaminas e nutrientes suficientes para suster um corpo saudável.

Mistura de batata doce e couve-flor

- 1 batata doce em cubos
- 1 cabeça de couve-flor cortada em pedaços pequenos
- 1 cebola branca, cortada
- 4 colheres de sopa de azeite
- 1 ½ colher de sopa de pimenta caiena
- 1 colher de chá de oregãos, secos
- 1 colher de chá de flocos de chili
- 1 colher de sopa de pó de paprica
- sal e pimenta a gosto

Instruções:
Misture a couve-flor, batata doce, cebolas e as ervas com as especiarias numa assadeira. Coloque a assadeira num forno pré-aquecido a 375 graus e cozinhe por 35

minutos até que a batata doce fique macia quando perfuradas com um garfo.

Esparguete de cenoura e curgete

- 1 cenoura juliana
- 1 curgete juliana
- ½ chávena de pasta de tahini
- ¾ chávena de sumo de laranja
- ½ abacate, amassado
- 5 folhas de manjericão
- 1 colher de chá de pimenta caiena
- ½ chávena de folhas de coentro, picadas
- 1 colher de chá de sementes de papoila

Instruções:

Num recipiente, polvilhe algum sal sobre as fatias de cenoura e curgete e reserve por 15 minutos. Assim que o excesso de água surja, coloque os vegetais num escorredor para os escoar. Lave e esprema gentilmente os líquidos restantes dos macarrões de vegetais.

Coloque o sumo de laranja, tahini, coentros e manjericão num liquidificador e misture gentilmente. Acrescente a pimenta caiena com moderação.

Numa tigela de salada, misture os macarrões de vegetais com o tempero de tahini. Misture o puré de abacate e por cima coloque as sementes de papoila.

Pizza vegetariana

Cobertura:
- ½ chávena de tomates cherry, fatiados
- 2 colheres de sopa de pasta de tomate
- 1 curgete, fatiada finamente
- 1 chávena de cogumelos fatiados finamente
- ½ chávena de azeitonas pretas, fatiadas
- ¼ chávena de salsa fresca, picada

Base:
- 2 ovos de tamanho médio
- 2 chávenas de couve-flor, picadas finamente
- ¾ chávena de amêndoas, picadas finamente
- 1 colher de sopa de fermento
- 1 colher de chá manjericão, seco
- 1 dente de alho, picado
- ¼ colher de chá de sal

Instruções:

Para fazer a base, pique a couve-flor num processador até que fique granulado. Retire o granulado de couve-flor e enxague em água quente, depois coloque no escorredor para escoar. Numa tigela larga, misture a couve-flor com os ovos, fermento, amêndoas, alhos picados, sal e manjericão. Unte o tabuleiro da pizza com azeite e depois coloque a base de couve-flor por cima. Pressione a mistura até aos lados, amassando-a num formato de pizza. Cozinhe num forno pré-aquecido a 180 graus, por 20 minutos.

Para fazer a cobertura, misture os tomates cherry, a pasta de tomate, curgete, cogumelos, azeitonas e salsa. Espalhe a cobertura sobre a base e cozinhe por 10 minutos.

Salada de abóbora e beringela

- 2 beringelas
- 2 chávenas de abóbora, fatiadas
- 2 curgetes
- 1 cebola vermelha, fatiada finamente
- 2 chávenas de folhas de espinafres

- 1 ½ chávenas de tomates de cereja, fatiados

Tempero:
- ½ chávena de sumo de limão
- 3 colheres de chá de azeite
- 1 dente de alho, picado finamente
- sal e pimenta a gosto

Instruções:

Coloque a beringela, abóbora e curgete num tabuleiro de assar e asse por 1 hora. Retire os vegetais do forno e permita que eles arrefeçam. Depois dos vegetais cozinhados estarem bons ao toque, retire a polpa da abóbora e pique a beringela e a curgete.

Numa tigela larga, misture os tomate cherry, cebola e espinafres juntamente com os vegetais. Chuvisque com o tempero preparado para a salada, antes de servir.

Tacos Mexicanos Vegan

- 2 abacates, sem casca e cortados
- ½ chávena de sumo de limão fresco
- ¼ chávena de sumo de lima fresco
- 5 tomates cherry, fatiados
- 1 chávena de folhas de coentros, picadas finamente
- Folhas pequenas de alface
- 1 beterraba, cortada às tiras
- 1 cenoura juliana
- ½ colher de chá de pimenta caiena
- sal e pimenta moída a gosto

Instruções:
Amasse o abacate numa tigela de mistura, juntamente com a pimenta caiena, sumo de lima, sumo de limão, sal e coentros. Dobre nos tomate cherry na mistura do abacate mas não os amasse. Ponha umas folhas de alface e depois uma camada da mistura de beterraba, cenoura e abacate. Para comer este único taco vegan, dobre dentro das folhas de alface os vegetais e a camada de abacate.

Capítulo 8 Bebidas e sobremesas Paleo

O plano da dieta Paleo sugere fortemente que a água é a melhor bebida para o corpo humano. Mas se sentir vontade de beber ou comer algo mais doce depois da refeição de almoço, estes smoothies naturais, batidos e sobremesas irão certamente satisfazer os seus desejos.

Salada de fruta

- 1 maça, cortada
- 1 laranja, descascada e aos cubos
- 1 pêra, aos cubos
- ½ chávena de nozes, picada
- ½ colher de chá de canela em pó
- 2 colheres de sopa de sumo de limão

Instruções:
Coloque a maça, pêra e laranja numa taça e misture as nozes, sumo de limão e canela em pó. Envolva a salada de fruta e refrigere antes de servir.

Batatas fritas de Maça natural

- 3 maças de tamanho médio, descaroçadas e finamente fatiadas
- 2 chávenas de sumo de maça
- 1 pau de canela

- Uma pitada de canela em pó

Instruções:

Coloque o pau de canela e o sumo de maça numa caçarola e ferva em lume forte. Assim que o sumo de maça tenha fervido, levemente reduza o lume e adicione as fatias de maça. Coza as maças por 5 minutos até que fiquem translucidas. Desligue o lume e remova, suavemente, as fatias de maça da caçarola para um pano de cozinha seco. Assim que as fatias de maça estejam secas, coloque-as numa assadeira. Polvilhe com pó de canela e asse no forno a 250 graus por 40 minutos.

Macaroons doidos

- 1 ½ chávena de amêndoas, finamente picadas
- 2 claras de ovo
- ½ chávena de mel
- 1 colher de chá de raspas de limão
- 1 colher de chá de sumo de limão
- Uma pitada de canela moída

Instruções:

Numa taça, misture as claras de ovo batidas, as rapas de limão e canela moída.

De seguida, adicione o sumo de limão e o mel, e bata a mistura vigorosamente. Lentamente adicione as amêndoas até que os ingredientes estejam bem misturados.
Pré-aqueça o forno a 250 graus. Forre uma assadeira com papel vegetal e coloque uma colher de sopa cheia de macaroons na folha. Asse por 30 minutos.

Smoothie de morango e lima

- 1 ½ chávena de morangos congelados
- 1 colher de sopa de sumo de lima.
- 2 chávenas de leite de coco
- Cubos de gelo

Instruções:
Coloque os morangos, sumo de lima, leite de óleo e alguns cubos de gelo numa misturadora e misture até que forme um smoothie.

Batido de gengibre

- 1 gengibre do tamanho de 3 polegadas.
- 1 pepino, picado
- ½ chávena de coentros, picados
- 2 colheres de sopa de sumo de lima
- 5 pedaços de ananás

Instruções:
Numa misturadora, combine o pepino, sumo de lima e coentros. Misture com o gengibre e o ananás e misture bem até que fique um batido. Pode adicionar algumas colheres de sopa de água, para tornar um batido menos espesso.

Capítulo 9 Condimentos caseiros para os almoços Paleo

Como mencionado no capítulo 3, aqui encontra rápidas e fáceis receitas de condimentos, que irão adicionar mais sabor aos pratos de almoço:

Maionese saudável:

- 1 grande ovo orgânico
- 1 dente de alho, esmagado
- ½ colher de chá de sumo de limão
- 1 chávena de azeite
- ¼ colher de cá de mostarda seca

Instruções:
Numa misturadora, suavemente misture o ovo, dente de alho e sumo de limão. Adicione uma gota de azeite e misture por 30 segundos. Alternadamente, adicione

umas gotas de azeite e pulse a misturadora até que a maionese é formada. Sirva a maionese com a sua salada de ovo ou com o bife de hamburger magro.

Molho de salada verde

- 1 abacate, fatiado
- 1 colher de sopa de sumo de limão
- 1 colher de sopa de vinagre de cidra de maça
- 2 colheres de sopa de azeite virgem
- 1 chávena de água
- 5 gotas de mel
- ½ colher de chá de sal marinho
- ½ colher de chá de tomilho

Instruções:
Misture todos os ingredientes na misturadora até que o molho fique cremoso. Use este molho para cobrir as suas saladas ou como um dip saudável.

Molho saudável

- 2 abacates, picados
- 3 tomates, descaroçados e picados

- 1 pimento jalapeño, com sementes e picado
- ½ cebola vermelha, cortada
- 1 chávena de coentros, finamente picados
- 2 colheres de sopa de sumo de limão
- 1 manga madura, cortada

Instruções:
Coloque todos os ingredientes numa grande tigela e misture-os bem. Sirva este molho com saudáveis batatas fritas de vegetais ou como molho para as suas saladas.

Ketchup caseiro

- 1 chávena de pasta de tomate
- 1/3 chávena de água
- 2 colheres de sopa de vinagre
- ¼ colher de chá de sal
- ¼ colher de chá de pimenta caiena
- ¼ colher de chá de mostarda seca
- ¼ colher de chá de canela
- ¼ colher de chá de pimenta-da-jamaica

Instruções:
Misture todos os ingredientes numa tigela e coloque no frigorifico durante a noite.

Este ketchup saudável irá adicionar sabor às suas refeições de almoço, sem calorias e sódio extra.

Molho de churrasco

- 2 colheres de sopa de óleo de coco
- 1 chávena de pasta de tomaste
- 2 colheres de sopa de vinagre de cidra de maça
- ¼ chávena de chalotas, finamente picadas
- 3 dentes de alho, picados
- 1 chávena de sumo de laranja fresco
- ½ colher de chá de paprica
- ½ colher de chá de mostarda seca
- 1 colher de chá de sal
- ½ colher de chá de pimenta moída

Instruções:
Aqueça o azeite num tacho, em lume médio. Coloque o alho e as chalotas numa panela e salte-os até ficarem suaves. Adicione a pasta de tomate, o vinagre, sumo de laranja, pimenta, paprica, sal e mostarda; cozinhe em lume brando por 20 minutos enquanto mexe sem parar. Use este molho de churrasco para marinar ou

para regar as suas carnes ou peixe grelhados .

Capítulo 10 Reinventa a tua vida ao modo Paleo

Mudar o seu estilo de vida para melhorar a sua saúde e bem-estar não é uma tarefa fácil. Os seres humanos estão predispostos a fazer coisas baseado nos hábitos e aplicando mudanças, especialmente aos nossos hábitos alimentares, e poderá trazer emoções de medo ou desconforto.

No entanto, renovar o seu compromisso de comer saudável é possível. A dieta Paleo ensina-nos a simplificar a nossas escolhas alimentares, levando-nos à natureza para escolher os ingredientes. Se os nossos antepassados conseguiram sobreviver sem laticínios, então porque nós não conseguimos?

Além disso, mover o seu corpo é tão essencial quanto comer pratos saudáveis Paleo. Porque não se inscrever num ginásio perto ou ir andar de bicicleta pelas redondezas? O exercício desempenha um papel importante na obtenção de um corpo tonificado e uma visão renovada da vida.

Lembre-se que adotar um estilo de vida Paleo é necessário coragem e compromisso. Os defensores da Paleo são suficientes bravos para resistir às tentações alimentares não saudáveis porque eles levam o seu plano alimentar muito a sério. Eles sabem que a longo prazo, um estilo de vida Paleo é o que os faz manter saudáveis e felizes.

Se está a planear em adotar uma vida Paleo, experimente as receitas de almoço deste livro e irá encontrar-se a comer alimentos que são benéficos para o seu corpo. Igualmente, seja mais criativo com os seus pratos e tome a liberdade de efetuar algumas modificações às receitas, com base dos itens alimentares da lista Paleo.

Além disso, poderá ser melhor conseguir alguém, como um membro da família, a juntar-se para experimentar a dieta Paleo. Ter alguém que o acompanhe no seu novo estilo de vida, irá beneficiar ambos, em termos de motivação e manter-se no caminho certo. Irá verificar que, abraçar o modo de vida Paleo, afinal poderá não ser tão difícil.

Então, comece a preparar esses almoços saudáveis e aproveite a sua viagem rumo ao bem-estar ideal.

Conclusão

Mais uma vez obrigado por transferir este livro!

Eu espero que este livro seja um recurso precioso para o seu inicio no caminho da dieta Paleo.

Os próximos passos são:

1. Rever novamente o livro e tomar notas das áreas particulares que achou mais úteis e informativas;

2. Rever os recursos da lista da dieta Paleo para informações úteis adicionais, ao iniciar o seu caminho Paleo.

3. Começar a incorporar as refeições Paleo na sua agenda semanal de refeições. Não converta tudo de uma só vez, falando por experiência, é mais fácil efetuar uma transição lenta num período de 2 a 3 semanas; e

4; Por fim, encontre uma ou duas receitas favoritas e comece a levar as coisas para o próximo nível. O seu corpo irá amá-lo por isso!

Parte 2

Introdução

Quero agradecer e dar-lhe os parabéns por fazer download deste livro!
Todas as melhores técnicas e truques sobre como começar a sua dieta Paleo com receitas estão neste livro! Só as melhores técnicas se encontram neste livro.

Capítulo 1
O que é a dieta Paleo?

Tal como parece, a dieta Paleo é uma dieta baseada nos tipos de fruta presumivelmente consumidos pelos antepassados, consistindo principalmente em carne, peixe, vegetais e frutas. Excluindo os produtos à base de cereais e comida processada que podemos encontrar nos nossos dias.

Toda a gente gosta de comer livremente, quando digo livremente, é comer sem contar calorias. Repare, eu detesto contar calorias! A Dieta Paleo é uma forma muito boa de fazer dieta que não precisa de tanto stress como contar calorias.

A Dieta Paleo é, simplesmente, uma forma de comer como era costume no passado... antes das comidas começarem a ser processadas com conservantes, antes da comida em lata começar a existir. De facto, a dieta paleo pode, para mim, considerar-se o começo da dieta do "homem das cavernas".

Não é novidade que cerca de 70 por cento da dieta americana consiste em açúcares, grãos, laticínios e vegetais processados (que estão normalmente escondidos em produtos como o gelado, pizza, donuts, entre outros). As comidas processadas são abomináveis quando comparadas à dieta Paleo.

Capítulo 2
Sem açúcar, sem grãos, sem comida processada, é o objetivo

Sabemos que muitos grãos contêm glúten e lectinas. Algumas condições médicas podem ser obtidas através do seu consumo.

Permita-me fornecer-lhe uma lista do que deve fazer e o que não deve.

Não Comer	Comer
Grãos de cereais	Erva produzida
Legumes (incluindo amendoins)	Fruta fresca
Açúcar refinado	Vegetais
Batatas	Ovos
Óleos vegetais refinados	Nozes e sementes
Comidas Processadas	Óleos saudáveis
Sal	Peixe/Comida do mar

Antes de irmos às receitas, gostaria de lhe apresentar o pequeno almoço, lanche, almoço e jantar de alguém a praticar a dieta típica Paleo.

Pequeno almoço	- Omega-3 de ovos de alcance livre mexidos em azeite com salsa picada - Fruta cortada, ou qualquer outra fruta fresca da época - Chá de ervas
Lanche	- Carne magra fatiada - Damasco fresco ou fruta da época - Fatias de maçã - Nozes cruas
Lunch	- Salada *Caesar* com frango (azeite e molho de limão) - Chá de ervas
Dinner	- Fatias de tomate e abacate - Peito de peru sem pele grelhado - Brócolos, cenoura e alcachofra cozidos a

	vapor
	- Taça de mirtilos frescos, passas e amêndoas
	- Um copo de vinho branco ou água mineral.
	(Obviamente, o vinho nunca teria estado disponível para os homens das cavernas, mas o bom da dieta Paleo é que você pode consumir três refeições fora da dieta por semana.

Capítulo 3
Receitas para a dieta Paleo

Apresento-lhe algumas receitas para a Dieta Paleo,para si como principiante,e formas de como as preparar, que tenho a certeza de que irá gostar.

1. A primeira é a **Paleo Chili**: O tempo total para preparar é de apenas 25minutos.

   Ingredientes

   2 libras de carne moída alimentada com capim

   ½ cebola picada 3 dentes de alho finamente picada

   1 (32 unidades) lata da MuirGlen de tomates orgânicos assadosesmagados

   1 (32 unidades) lata daMuirGlende tomates picados assados

   3 pacotes de tempero da Velho El Paso

   4 jalapenhos frescos, suavemente picados

   ½ xícara de coentro fresco, picado

   3 cebolinhas, em cubos

   2 abacates maduros

½ xícara de leite de coco
Sal e pimenta

Procedimento

1. Coloque tudo numa panela grande, carne moída com cebola picada e alho picado. Coloque os tomates assados e o tempero do taco nela. Cubra e cozinhe numa temperatura média até aquecer. Sal ou pimenta a gosto
2. Dentro de uma tigela média, misture jalapenho, coentro e cebolinha. Coloque de lado.
3. Use o seu liquidificador ou, de preferência, o seu processador de alimentos. Faça o puré dos abacates e leite de coco.
4. Sirva suavemente coberto com creme de abacate e salsajalapenho. Bom proveito!

Chapter 4
Pelo amor ao Pão

É fácil de fatiar, absolutamente delicioso. É o pão Paleo "pão branco" feito com manteiga de castanha de caju e farinha de coco —nem um bocadinho de farinha envolvida!
Apesar de recuarmos à idade da caverna, podemos também adicionar alguns improvisos da modernidade. Os antepassados não tinham pão, mas assim que começou a civilização e o desenvolvimento da agricultura, algumas pessoas começaram também a fazer.

Ingredientes
1 xícara de manteiga de caju
4 ovos
2 colheres de sopa de mel cru
¼ xícara de farinha de coco
11/2 colher de chá de vinagre de maçã
¼ xícara de leite de coco ou amêndoa
Pitada de sal

Procedimento
1. Pré-aqueça o fornoa 350º F.

2. Combine todos os ingredientes, batendo até conseguir uma mistura leve. Continue a despejar numa forma de pão de 8,5 × 4,5 polegadas bem besuntada ou forrada com pergaminho.
3. Cozinhe normalmente durante 30-37 minutos, ou até o pão ficar dourado em tom castanho e um palito sair limpo.
4. Arrefeça-o completamente antes de fatiar.

Outras refeições que pode preparar são:
Crepes Paleo
Hambúrguer de frango Taco Paleo
Ensopado de bife Paleo
Couve-flor embrulhada em bacon Paleo
Frango embrulhado em bacon sem glútenPaleo
"Arroz" embrulhado em couve-flor sem glúten Paleo
Muffins de abobrinha de chocolate sem glúten Paleo

Capítulo 5
Benefícios da dieta Paleo

1. Você irá fazer uma dieta limpa sem aditivos, preservantes ou químicos
2. Mais carne vermelha dá-lhe ferro
3. Você começa a experienciar uma saciedade maior
4. A dieta Paleo tem benefícios anti-inflamatórios que são obtidos da fruta, vegetais, óleos, nozes e sementes.
5. Perda de peso sustentada
6. Sistema imunológico reforçado. Sem dúvida, um dos incríveis benefícios de comer muito mais vegetais e fruta é que fortalece o sistema imunológico
7. Viver uma boa vida e livre de doenças aumenta o número dos anos de vida. Você viveria durante muito tempo!

Receitas extra

Salada de Frutas Quinoa com Vinagrete de Mel e Limão

Constituição: 4 porções| Tamanho da porção: 3/4 de tigela |Calorias: 241| Gordura total: 10 g | Gordura saturada: 1 g | Gordura trans: 0 g | Colesterol: 0 mg | Sódio: 4 mg | Carbohidratos: 34g | Fibra dietética: 5 g | Açúcares: 7 g | Proteína: 6 g | Pontos smart: 8

Ingredientes:

1 xícara de quinoa seca, pré-enxaguada
2 xícaras de água
1/2 xícara de mirtilos frescos
1/2 xícara de morangos frescos
1/2 xícara de tangerina
1/2 xícara de pedaços de manga
2 colheres de sopa de azeite
Suco de 1 limão
1 colher de chá de mel
1 colher de sopa de folhas de menta frescas picadas

Procedimento:
Coloque água potável e quinoa a ferver a uma temperatura baixa, cubra e cozinhe durante aproximadamente 15 minutos ou até que a quinoa tenha absorvido quase toda a água potável. Apague a chamae deixe os grãos antigos cobertos por mais 5 minutos. Deixe esfriar e refrigerar até esfriar. Combine a quinoa refrigerada com a fruta numa panela grande. Mexa para misturar. Coloque o azeite, o suco de cálcio (ou se você tiver suco de limão) e o mel numa jarra com a tampa e agite. Misture com a salada e polvilhe sobre as folhas de hortelã fresca.

Verdes de primavera com morangos e nozes cristalizadas
Constituição: 4 porções | Tamanho da porção: 1/4 de salada | Calorias: 211 | Gordura Total: 13 g | Gordura Saturada: 4 g | Gordura Trans: 0 g | Colesterol: 17 mg | Sódio: 111 mg | Carbohidratos: 20 g | Fibra dietética: 4 g | Açúcares: 11 g | Proteína: 7 g | Pontos Smart: 8

Ingredientes:
4 xícaras de mistura primavera de folhas verdes
2 xícaras de alface coração Romana, rasgadas em pedaços do tamanho de uma mordidela
1 (11 onças) lata de tangerinas, escorridas
1 xícara de morangos frescos cortados
1 cebola vermelha pequena, cortada em anéis finos
1/2 xícara de queijo feta esmigalhado
1/2 xícara de nozes cristalizadas para enfeitar, receita para noz-pecã cristalizada

Procedimento:
Combine todos os ingredientes supracitados numa mistura de salada à medida, acrescente meio copo de vinagre balsâmico branco ou qualquer outro acompanhamento de salada.

Salada Taco Magra em jarra

*inclui a seguinte constituição: 6 porções| Tamanho da porção: 1-1/4 cup (cabe bem numa jarra do tamanho de uma cerveja) |

Calorias: 196 | Gordura Total: 12 g | Gordura Saturada: 5 g | Gordura Trans: 0 g | Colesterol: 48 mg | Sódio: 469 mg | Carbohidratos: 9 g | Fibra dietária: 2 g | Açúcares: 3 g | Proteína: 15 g | Pontos Smart: 6 |

Ingredientes:
Salada:
1/2 libra terra peru
1 colher de chá de pimenta em pó
1/2 colher de chá de cominho
1/4 colher de chá de alho em pó
1/4 colher de chá de sal do mar
1/2 xícara de tortilhas de grãos integrais, quebrado
1/2 xícara de queijo cheddar desfiado
3 copos de alface picada
1 xícara de tomate-cereja
1/2 xícara de salsa, sem adição de açúcar
Molho Cremoso de Salsa: (opcional)
2 colheres de sopa de iogurte grego
2 colheres de sopa de puré de abacate maduro
Sumo de 1 limão
1/4 xícara de salsa

Procedimento:
Aqueça a frigideira a uma temperatura média e adicione o perú. Cozinhe até que as aves deixem de estar rosadas e cozidas.
Adicione especiarias, mexa para incorporar e transfira para uma tigela e deixe esfriar.
Para fazer a salada, divida as microplaquetas de torta pequenas entre seis recipientes. Cada camada cada com cinquenta por cento de salsa, mistura de peru, tomate, alface e queijo parmesão.
Faça o adornamento opcional misturando iogurtes naturais, abacate, suco de limão e salsa num misturador. Misture até ficar cremosa e suave. Cubra as verduras com o molho, feche os frascos e guarde na geladeira até que esteja preparado para comer. Coma dentro de 1-2 dias para obter melhores resultados.

Salada de Atum Mediterrânica

Constituição: 4 porções | Tamanho da porção: 1/2 tigela | Calorias: 214 | Gordura Total: 16 g | Gordura Saturada: 2

g | Gordura Trans: 0 g | Colesterol: 13 mg | Sódio: 251 mg | Carbohidratos: 7 g | Fibra dietária: 3 g | Açúcar: 1 g | Proteína: 13 g | Pontos Smart: 6 |

Ingredients:
1 (6-onças) lata ou jarra de atum (em água de nascente)
1/2 xícara de corações de alcachofra, picados
1/2 xícara de azeitonas kalamata sem caroço, picadas
1 pimentão vermelho assado picado
1/4 xícara de salsa picada fresca
2 colheres de sopa de folhas de manjericão picadas
3 colheres de sopa de azeite
Sumo de 1 limão
Sal e pimenta fresca moída
Procedimento: Combine todos os elementos numa tigela e tempere com sal e pimenta. Esfrie até estar pronto para servir. Sirva em folhas de alface, em biscoitos integrais.

Conclusão

Obrigado, mais uma vez, por ter feito *download* deste livro! Espero que tenha aprendido bastante!

Obrigado e boa sorte.

Por último, se gostou deste livro, gostaria de lhe pedir um favor ,se pudesse deixar um comentário acerca do livro, ficar-lhe-ia muito agradecido!

Obrigado e boa sorte.

www.ingramcontent.com/pod-product-compliance
Lightning Source LLC
LaVergne TN
LVHW020432080526
838202LV00055B/5146